长寿
从呼吸开始

[日] 奥仲哲弥 著

陈硕 译

人民邮电出版社
北京

图书在版编目（CIP）数据

长寿从呼吸开始 / （日）奥仲哲弥著；陈硕译.
北京 ： 人民邮电出版社，2025. -- （健康·家庭·新生活）. -- ISBN 978-7-115-66254-5
Ⅰ. R161.7；R459.9
中国国家版本馆 CIP 数据核字第 2025343CZ1 号

版 权 声 明

免 责 声 明

本书内容旨在为大众提供有用的信息。所有材料（包括文本、图形和图像）仅供参考，不能用于对特定疾病或症状的医疗诊断、建议或治疗。所有读者在针对任何一般性或特定的健康问题开始某项锻炼之前，均应向专业的医疗保健机构或医生进行咨询。作者和出版商都已尽可能确保本书技术上的准确性以及合理性，且并不特别推崇任何治疗方法、方案、建议或本书中的其他信息，并特别声明，不会承担由于使用本出版物中的材料而遭受的任何损伤所直接或间接产生的与个人或团体相关的一切责任、损失或风险。

内 容 提 要

在当今社会，健康问题备受人们关注，而呼吸作为健康的基础之一，却常常被人们忽视。许多人的呼吸方式存在问题，从而导致健康隐患。本书针对这一问题，提出了"科学呼吸"的概念及锻炼方法。本书共3章。第1章主要介绍检查呼吸能力的方法。第2章重点讲解了"科学呼吸"的方法和原理，以及"科学呼吸"的众多优点，包括改善姿势、改善腹部问题、控制情绪等。第3章具体讲解如何进行"科学呼吸"锻炼，涵盖实现"科学呼吸"的拉伸方法和基本的呼吸方法。

本书为工作繁忙、时间紧张的上班族和缺乏运动习惯的人群提供了简单高效的锻炼方式，通过改善呼吸方式就能提升健康水平，进而增加幸福感。

- ◆　著　　　　　　[日] 奥仲哲弥
- 　　译　　　　　　陈　硕
- 　　责任编辑　　　刘日红
- 　　责任印制　　　彭志环
- ◆　人民邮电出版社出版发行　　北京市丰台区成寿寺路 11 号
- 　　邮编　100164　　电子邮件　315@ptpress.com.cn
- 　　网址　https://www.ptpress.com.cn
- 　　涿州市般润文化传播有限公司印刷
- ◆　开本：880×1230　1/32
- 　　印张：3.5　　　　　　　　　　2025 年 5 月第 1 版
- 　　字数：55 千字　　　　　　　　2025 年 11 月河北第 2 次印刷
- 　　著作权合同登记号　图字：01-2024-5453 号

定价：39.80 元
读者服务热线：(010)81055296　印装质量热线：(010)81055316
反盗版热线：(010)81055315

在线视频访问说明

本书提供了部分动作在线视频，您可以按照以下步骤，获取并观看本书在线视频。

1.点击微信聊天界面右上角的"+"，弹出功能菜单（图1）。点击"扫一扫"，扫描右侧二维码。

2.添加企业微信为好友：

• 若首次添加企业微信（图2），添加后即可获取本书在线视频；

• 若非首次添加企业微信，需进入聊天界面并回复关键词"66254"。

3.点击弹出的视频链接，即可直接观看视频。

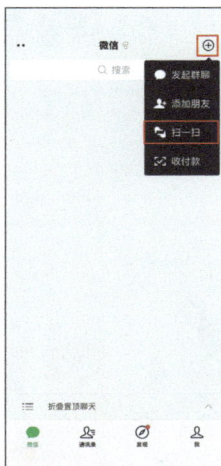

图1

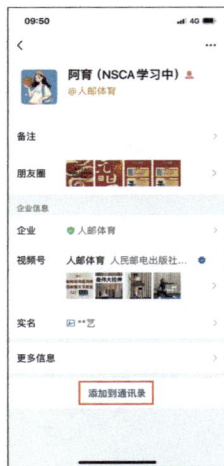

图2

"科学呼吸" 是指——

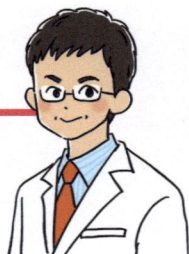

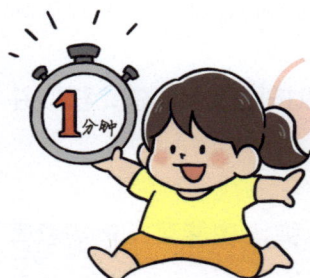

1次1分钟
就可以

简单~

谁都可以简单
地坚持下来

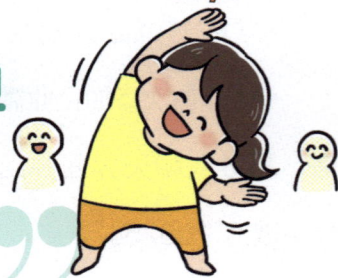

快乐

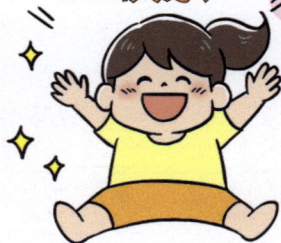

每天都更
快乐

通过"科学呼吸"
永远快乐、健康地生活

呼吸困难消失

改善尿失禁

只要正确地呼气和吸气，身体就会发生令人愉悦的变化！

姿势变好

减轻肩部僵硬、头痛

睡得香

科学呼吸
3大主要推荐点

每次只需
1分钟就可以

"科学呼吸"非常有效，
但它并不困难或辛苦。
你只需从每次1分钟的放松、
轻松的拉伸运动开始。
"可能没办法坚持……"
有这样的想法你也不必担心！

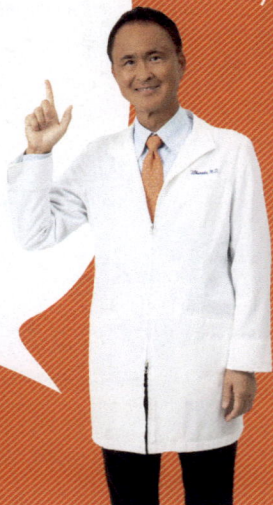

即使没有肌肉力量和体力也没有关系

即使没有肌肉力量和体力也没有关系！科学呼吸与年龄或性别无关，它与运动能力也完全无关！它可以在走路、等红绿灯、在收银台前等待结账、看电视等碎片时间进行。在日常生活中，在最微小的瞬间，你都可以毫不费力地做到！

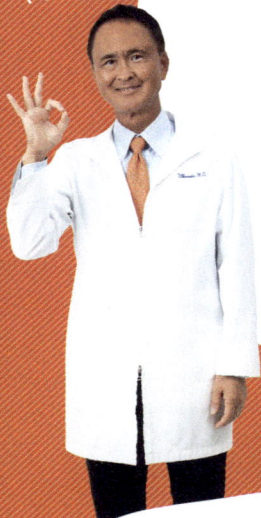

不需要资金、不需要空间、不需要工具

学习"科学呼吸"，
不需要缴纳入会费或会员费。
不花钱、不占地方、
不需要特殊工具。
只要你愿意，就可以轻松开始！

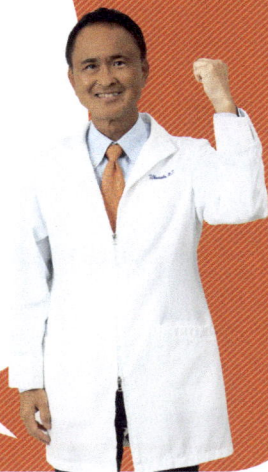

这就是

实现"科学呼吸"的拉伸方法

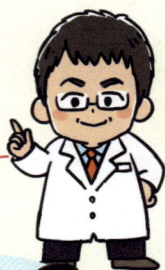

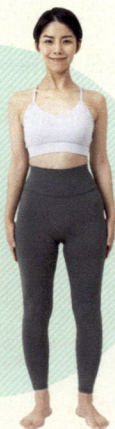

基本的
站姿

P62

基本的
坐姿

P64

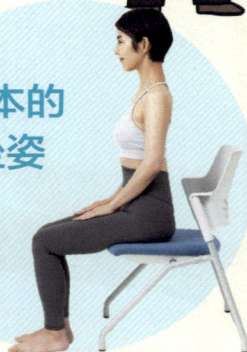

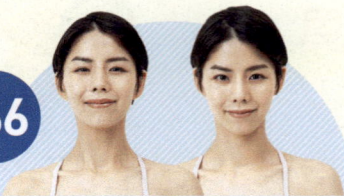

P66

基本的呼吸方法1
运动膈肌，
提高呼吸能力

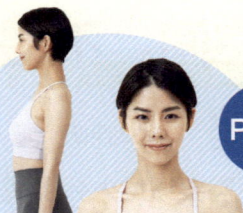

P68

基本的呼吸方法2
向身体各部位运输氧气！
正确地深呼吸

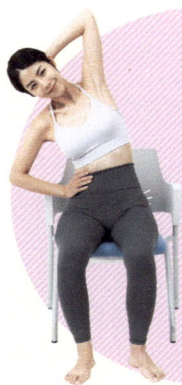

腋下放松拉伸
充分拉伸
肋间肌

P70

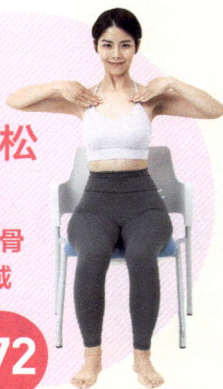

肩部放松拉伸
放松肩胛骨
周围区域

P72

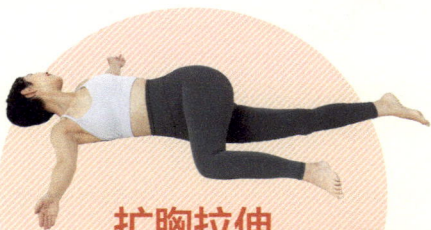

扩胸拉伸
躺下时放松
拉伸胸肌

P74

盆底肌拉伸1
锻炼盆底肌，
让呼吸更顺畅

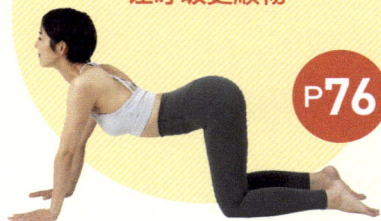

P76

盆底肌拉伸2
多锻炼盆底肌，
避免尿失禁

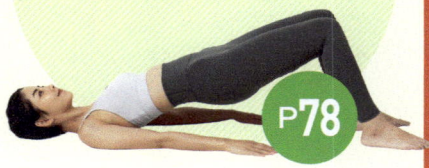

P78

到100岁也不会憋气！通过"科学呼吸"收获幸福人生

年龄的增长伴随着生命的成长。我认为，它意味着经验的积累、对事物更深刻的理解和认知深度的增加。

一方面，随着年龄的增长，有很多事情变得越来越不重要了。

首先，我们的体力会逐渐下降，这是不可避免的。

其次，社会关系和人际关系可能也会变得更加简单。

另一方面，你的日常生活会变得更加稳定，这意味着你的日常生活不会有太大的变化。

例如，在这种情况下，当有人看到你剪了头发或穿了新衣服时，他们可能会说："你看起来不错，你看起来棒极了！"听到这些，你会不会很高兴呢？

当你更努力地锻炼或重新审视自己的饮食习惯时，有人可能会说："你看起来身材更紧致了。"

这是一个让人们注意到自己并增加社交的好方法！

事实上，此时我们的大脑会分泌**"幸福激素"**。

当我们玩得开心、不经意地微笑时，"幸福激素"就会释放出来，放大我们的幸福感受。

如果我们能随着年龄的增长释放出越来越多的"幸福激素"，就会让今后的生活更加充满幸福感。

我们都在努力让自己的生活永远充满生机和活力。

活着并不只是一种状态，每个人都希望活得更幸福，不是吗？

"科学呼吸"让你幸福的理由

人们常说"年纪大了会变得圆滑"，但我认为这不是真的。我自己已经过了60岁大关，但当我到达路口的时候交通信号灯变成红灯时，还是会有点恼火。

还有其他的事：

- 看电视时，如果"广告好长"会很在意；

- 如果商店收银台前排起了长队，会感到厌烦；

- 在医院排队付款时，会感到烦躁……

诸如此类事情。

"啊……"在苦笑的同时，你难道不觉得这也是事实吗？

但我们对此无能为力。随着年龄的增长，我的脾气也会变坏。

但只要有可能，无论多大年纪，我都想做个"温暖的人"。

想被大家视为一个"善良的人"。

无论年轻还是年老，我们都需要学会控制情绪。

当我们快乐时，我们就会对他人友善。

因此，以正确的方式释放"幸福激素"非常重要。

那么，我们如何才能与"幸福激素"和谐相处呢？

最好的方法就是练习本书介绍的**"科学呼吸"**。

控制情绪的最佳方法就是"呼吸"

众所周知，当你重复"科学呼吸"时，大脑会释放一种名为血清素的"幸福激素"。此时，副交感神经系统开始占主导地位，它有助于放松身体，让你感到平静和放松。

自主神经系统由两部分组成：交感神经系统在活动、紧张或压力大的时候占据主导地位；副交感神经系统在休息、睡眠或放松的时候占据主导地位。

这两者都很重要，但大多数日本人更倾向于交感神经系统占主导地位，这可能是由于他们长期处于紧张的状态。

为了缓解这种状态，我们可以尝试进行"科学呼吸"（充分的"膈式呼吸"）。

进行"科学呼吸"时，思维变得平静，视野变得开阔，能更清楚地看到周围的事物。

这是因为在做"科学呼吸"时，可以促使"幸福激素"释放，从而使副交感神经系统占据主导地位。

"正确呼吸"才是"健康生活"的关键

那么，这是否意味着应该尽可能多地呼吸呢？

大家可能都会这么想，但请稍等一下。

事实上，大家每天不经思考就进行的"呼吸"可能与我接下来要介绍的"科学呼吸"有所不同。

我们无意识地进行呼吸，但这并不意味着每个人都能"正确呼吸"。事实上，很多人的呼吸太快、太浅，不利于长寿和幸福。

不过请别担心。

通过多注意自己的呼吸，专注于呼吸的关键点的调整，你将学会"科学呼吸"。

养成做本书中介绍的，每次1分钟的拉伸练习的习惯，就可以锻炼呼吸肌，帮助你正确呼吸。

此外，拉伸练习的效果，还不仅限于呼吸！

它还可以帮助你保持良好的姿势、缓解便秘、稳定血压、改善肩周炎、防止尿失禁，为你的健康带来许多积极的变化。

只做"科学呼吸"就足够了，即使懒惰的人也能坚持下去

我的身高是180厘米，体重是63.5千克。

我成功保持着和年轻时差不多的身材。

不过，我从不进行任何可以称得上锻炼的运动。平日的计步器显示，我每天最多能走3000步，有时候还走不了这么多。如果路程较长，我会直接开车。

然而，我一直在坚持做"科学呼吸"。

无论是等待电梯的几秒、等待会议开始的几分钟，还是观看朋友打高尔夫球的短暂时刻。

这已经成为一种习惯，以至于我有时会不自觉地这样做。

虽然这只是一件小事，但是它有助于我始终保持挺拔的背肌，避免腹部无故凸起。我有时还会被问及"平时都做些什么运动"。

我做的就是"科学呼吸"，仅此而已。

我不戒糖，也不强迫自己戒碳水化合物。

甚至不尝试喝广告中经常出现的保健品。

我也没有花钱去健身房锻炼。

我想以一种快乐的方式保持健康，而不是勉强让自己变得健康。

我想长寿，吃自己喜欢的东西，做自己喜欢的事情。

这样的话，做"科学呼吸"就足够了。

只要在呼吸上多下点功夫，就足够了。

既然你已经拿起本书，那么是时候重新审视你的"呼吸"了。

从今天开始，让我们一起开始有意识地做"科学呼吸"吧！

目录

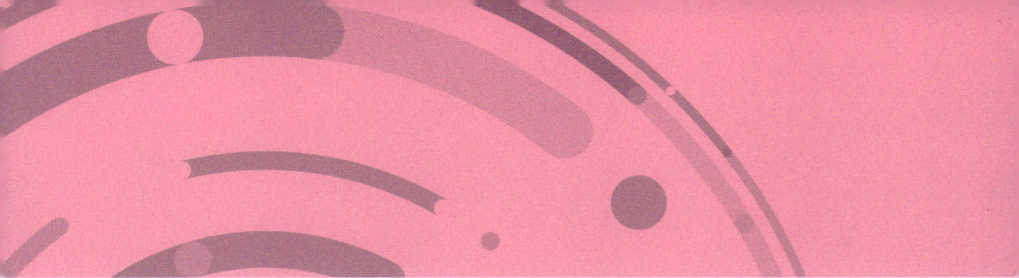

目录

第3章 实现"科学呼吸"的拉伸方法

第 1 章

你正确呼气了吗？ 正确吸气了吗？

让我们检查一下你的
"呼吸能力"

你的呼吸情况怎么样？
检查＆测试

□走在街上或过红绿灯时，

　稍微走快一点儿就会喘粗气。

□我不喜欢上楼梯，

　总是乘坐自动扶梯或电梯。

□当我和别人一起走时，

　我会稍微落在后面。

□自己能清晰地听见自己的呼吸声。

□无意识地张开嘴，用嘴呼吸。

　你是否有这些情况呢？

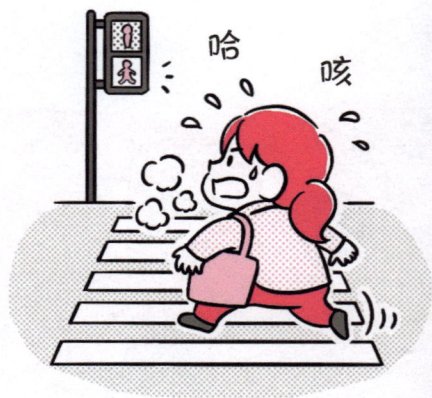

哈　咳

如果有这些情况，那么说明你的呼吸功能可能已经有问题了。

肺是耐受力很强的器官。即使它们稍有衰弱，身体也很难受到影响。

即使没有呼吸困难等明显症状，你的肺部实际上可能正在慢慢变得衰弱。

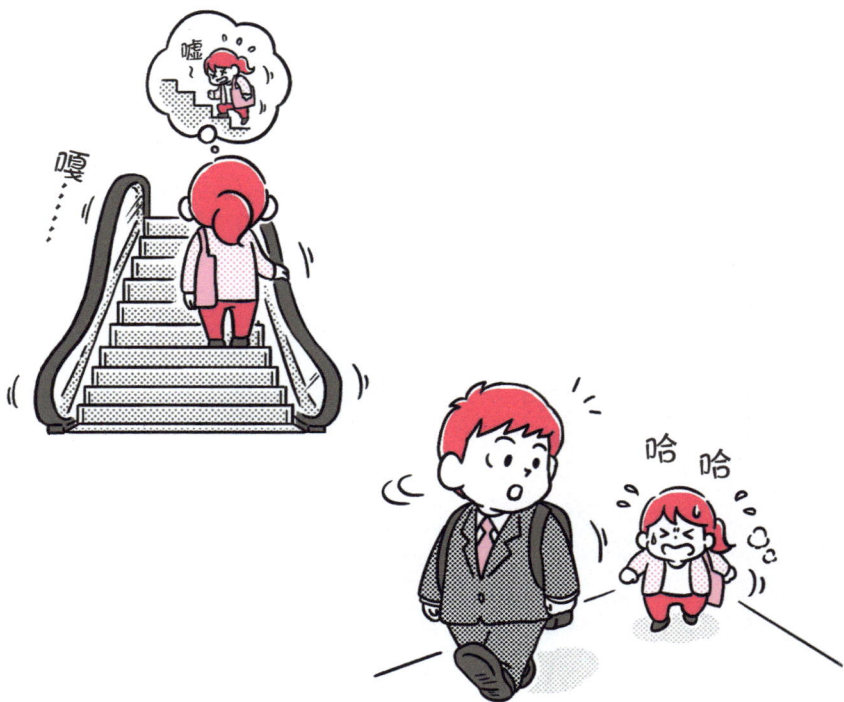

- 快而浅的呼吸

- 错误的深呼吸

- 过度叹气

- 口呼吸

这些呼吸方式不仅会降低呼吸能力，还会引发各种各样的身体疾病。

只要我们还在呼吸，我们的肺就在一年365天、一天24小时不停地工作。

而外界空气会直接进入肺，使肺特别容易受到环境和生活方式的影响，其衰老程度可能超过我们的实际年龄。

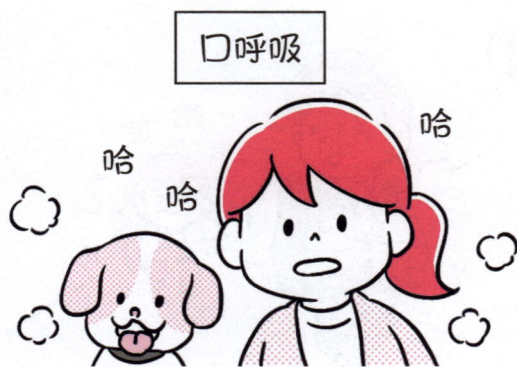

"自己当前的状态和呼吸（运动）能力" = "呼吸能力"

但是，与体重不同，知道这个的人，应该非常非常少吧。

要了解自己的"呼吸能力"，请查看第6页的简单问题，看看你目前的呼吸是否存在问题。

在此基础上做一个小测试，看看你目前的"呼吸能力"水平！

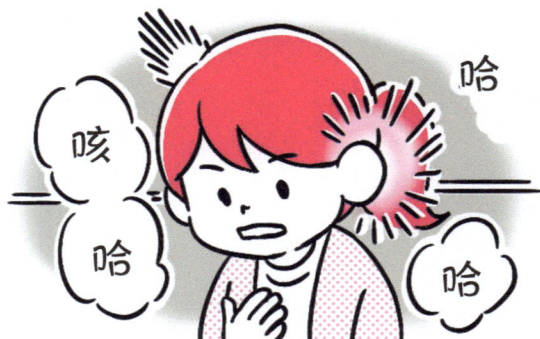

"肺疲劳"情况检查
&肺年龄测试

你的肺有多疲劳？

肺是一个耐受力很强的器官，就算丧失了40％的功能也不会"抱怨"疼痛或痛苦。相反，它会在活动时以不规则呼吸的形式表现出来。

首先，请检查一下你的肺有多疲劳。

"肺疲劳"情况检查

❶ 请勾选日常生活中让你感到呼吸困难的场景

□当走得有点快时

□匆忙换衣服时

□大跳的时候

□大声说话时

□生气或哭泣时

❷ 还请你在适用于以下情况的方框内打钩

☐ 无意识用嘴呼吸

☐ 使用手机或计算机时长时间弯腰驼背

☐ 叹气过多

结果和肺疲劳情况

打钩的数量	肺疲劳情况	评价
0	如果在其他测试中没有问题，应该就没事	合格！
❶中 1个及以上	略显疲惫模式。勾选的数字越高，表示情况越严重	不安！
❷中 1个及以上	肺处于呼吸能力容易减弱的状态	不安！
❶❷中 各有1个 及以上	肺已经很疲惫了，处于更容易衰退的状态	危险！

超过实际年龄并不罕见？"肺年龄测试"

你的肺有多疲劳？如果担心自己的肺比想象中更疲劳，那么是时候检查一下"肺年龄"了，这是一个更具体的指标。

事实上，判断肺年龄的关键不是能吸入多少空气，而是在"1秒内能呼出多少空气"。

这里有一个简单的方法，你可以在家里做，能够测出大致的肺年龄。

肺年龄测试

【准备物品】纸巾、保鲜膜芯、卷尺。

【肺年龄测试的操作方法】

❶ 将两张纸巾卷成一个直径约2厘米的球，然后用胶带粘在一起。

❷ 将纸巾球放入约30厘米长的保鲜膜芯中（放在吹气的一侧）。

❸ 以站立姿势，"嗖"地一口气将保鲜膜芯中的纸巾球吹出去。

❹ 测量纸巾球飞行的距离。

结果和肺年龄

飞行距离	肺年龄	评价
男 6米以上　**女** 4.2米以上	20~30岁	**合格！**
男 2~6米　**女** 4.1~4.2米	40~60岁	**不安！**
男 2米以下　**女** 1.4米以下	如果再次测量得到相同的结果，你的肺部可能出现异常……，应去医院检查！	**危险！**

※ 如果实际年龄与肺部年龄没有差别，则属于"适龄"。

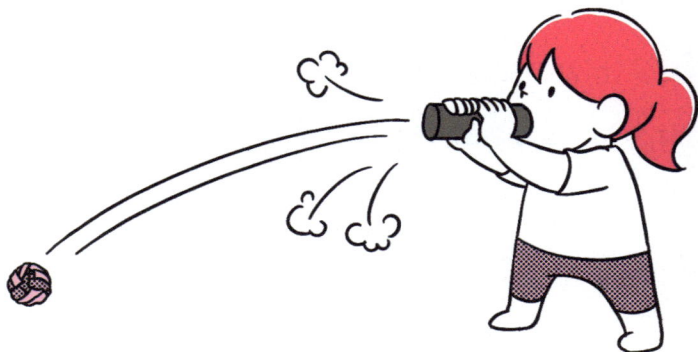

"过度呼吸程度"检查 & 氧气潴留测试

呼吸"过量"也不好！良好呼吸的关键在于不"浪费"氧气

很多人都担心暴饮暴食会导致体重增加，但很少有人意识到正确呼吸的量和质是有讲究的。然而，如今越来越多的人受到"过度呼吸"的困扰，由于压力和不规律的生活方式，即使在休息时，呼吸也会变得急促而浅。

呼吸次数不一定越多越好——呼吸次数越多，摄入氧气的效率就越低，从而导致许多问题，如姿势不良、慢性疲劳、睡眠障碍、肩膀僵硬和头痛、怕冷和消化问题。

因此，让我们先来看看你是否正在遭受"过度呼吸"的困扰！如果你有以下一种或多种症状，就需要提高警惕了。

"过度呼吸程度"检查

【请勾选适合你的症状】

□ 有时即使不做剧烈运动也会感到呼吸困难

□安静时也能听到自己的呼吸声

□每分钟呼吸次数超过25次

□打哈欠过多

□无意识地用嘴呼吸

□被发现叹气过多

□嘴经常微微张开

□呼吸时肩膀上下摆动

□呼吸时腹部和胸部都不动

结果和"过度呼吸"危险度

打钩的数量	"过度呼吸"危险度	评价
0	如果在其他测试中没有问题，应该就没事	合格！
1个及以上	可能存在过度呼吸或呼吸不稳	不安！

你是否因为错误呼吸而浪费了宝贵的氧气？

你过度呼吸的危险程度是多少？

许多人可能会发现自己的呼吸量比自己想象的要多。

"慢而深"的呼吸比"快而浅"的呼吸更理想。

慢而深的呼吸也可以说是让"氧气"充分输送到全身的呼吸。

体内氧气潴留水平较高时，即氧气在体内滞留的时间较长，通过自然呼吸就能将更多的氧气输送到身体各处。

想知道氧气潴留的程度，并不是难事。

只需问问自己"能否长时间屏住呼吸"，就能了解自己的水平。

但是，请注意一点。

下一个要挑战的"氧气潴留测试"，如果在白天进行，结果往往会低于应有的水平。

如果可能，建议早上一起床就进行这项测试。

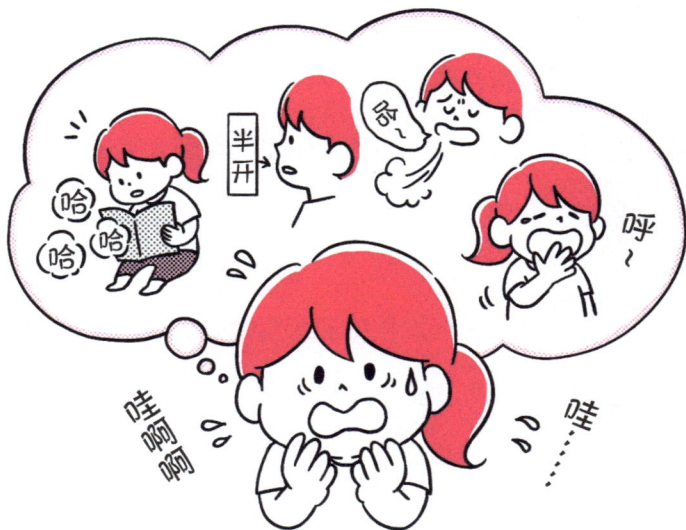

氧气潴留测试

【准备物品】 秒表

【方法】

❶ 用鼻子正常吸气（注意：不要大口吸气）。

❷ 小口呼气。

❸ 紧紧捏住鼻子，开始测量。

❹ 测量时间，直到你自然地感到有"呼吸"的冲动（不要屏住呼吸）。

当你感到有吞咽口水的冲动，喉咙、颈部、肩膀和腹部的肌肉开始抽动时，这表明你的身体已经接收到大脑发出的呼吸指令。

❺ 松开捏住鼻子的手，恢复用鼻子呼吸。

※ 如果你在上述过程中的某个时刻感觉需要大口呼吸，这表明你屏住呼吸的时间过长，请平缓呼吸，然后再试一次。

结果和肺年龄

结果	平时呼吸的特征	评价
30~39秒	【正常范围内的呼吸】 呼吸频率为 10~15次/分，最小呼吸量	理想！
20~29秒	【轻微过量呼吸】 呼吸频率为 15~20次/分，呼吸量适中	平均！
10~19秒	【过度呼吸】 呼吸频率为20~30次/分，呼吸量多 经常感到呼吸困难：口呼吸，伴有鼻塞、睡眠障碍、打鼾、疲倦、气短、喘息、胸部剧烈运动、可听到呼吸声等症状。	不安！

改编自: パトリック・マキューン（2017）「トップアスリートが実践: 人生が変わる最高の呼吸法」桜田直美訳，かんき出版，東京.

以5年、10年后为目标

——长期坚持"科学呼吸"的技巧

我已经六十多岁了，到100岁还有很长的时间，但很难想象自己20年后或30年后会是什么样子。

这就是为什么我总是观察70多岁的前辈。

背影挺拔的样子。

走路踏实的样子。

说话清晰的样子。

我身边有几位这样的老人，我希望自己在5年或10年后也能像他们一样。

我尤其钦佩那些"老年射手"。

他们是能在高尔夫球场上打完18洞，杆数等于或低于自己年龄的选手。

在高尔夫球场上，低于72杆完成一场（18洞）的可以称为职业水平。

如果是业余选手，只有当成绩低于100杆时，才能被称为高尔夫球手。

我现在一年中能打出一两次80杆左右的成绩。那些"老年射手"在80岁时能够打出80杆以下的成绩——只有这样的高手才能被称作"老年射手"。

但是，等我到了80多岁，体力和肌肉力量都退化了，还能不能达到和现在最好成绩一样的80杆时，我就没有什么信心了。毕竟随着年龄的增长，每一杆击球的距离肯定会缩短。

也就是说，只有那些身体健康，体力充沛，有精力和财力继续自己的爱好的人才能成为"老年射手"。因此，他们也是让人羡慕的一群人。

这也是我如此仔细观察他们的原因。

他们吃什么？

他们的姿势如何？

他们在关注什么事情？

他们在做什么样的呼吸？

我总是在观察他们。

模仿并采用观察到的东西。

因此我每天都在练习"科学呼吸"，从而尽可能接近前辈。

第 **2** 章

"科学呼吸"的"优点"

控制呼吸＝控制呼吸肌的运动

呼吸需要什么？

当然是"肺"。我们每天通过肺部的运动来吸气和呼气超过20 000次。

然而，肺实际上并不能自己运动！

肺部没有肌肉，因此不能自己运动，而是要靠周围的肌肉运动，这些肌肉会扩张和收缩胸廓。

帮助肺部呼吸的肌肉位于颈部至下腹部，被称为呼吸肌。

其中最主要的呼吸肌是**膈肌和肋间肌**。

膈肌是吸气时的主力选手。膈肌的形状像一个圆顶，它收缩时肺部扩张，同时吸入气体。

相反，在呼气时，膈肌放松，肋间肌收缩胸廓，使肺部自然收缩，以呼出气体。

正常呼吸的吸气和呼气过程都是被动的。在我所提倡的**"充分的'膈式呼吸'"（科学呼吸）**中，当膈肌放松时，要有意识地增加腹内压，从而进行充分呼气和被动吸气！

这就是"科学呼吸"和正常呼吸的区别。

为了实现顺畅的"科学呼吸"，让膈肌和肋间肌更好地运动起来是关键。

但是，如何才能高效地训练这些与内脏器官接触的肌肉呢？

　　事实上，膈肌和肋间肌都无法在健身房中进行锻炼。锻炼它们的唯一方法就是"科学呼吸"。

　　更具体地说，这意味着当你了解"科学呼吸"并学会控制呼吸时，你就可以自然而然地控制呼吸肌的运动。

膈肌和肋间肌

<吸气>	<呼气>
胸腔向前后左右扩张	胸腔关闭、下降

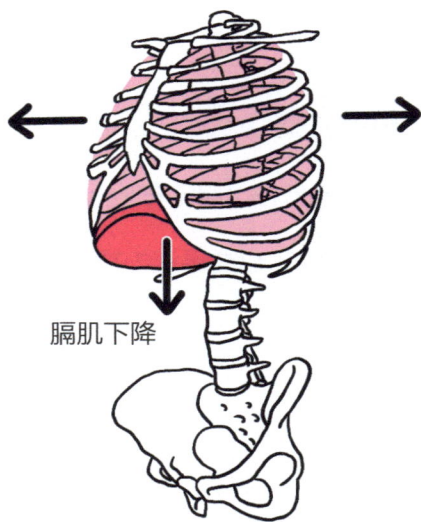

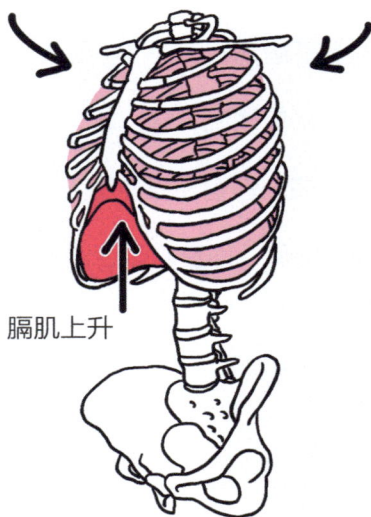

膈肌下降

膈肌上升

肋间肌

膈肌

万能呼吸法——充分的"膈式呼吸"

通过"科学呼吸"，好好地使用主要的呼吸肌进行呼吸时，大家的身体和心灵就会发生许多美好的改变。

我们99%的呼吸都是在安静状态下完成的，这时膈肌在缓慢地上下运动。

简单地说，这也就是我们日常放松时的呼吸状态。

如果你有意识地在日常呼吸中加入充分的"膈式呼吸"，长时间训练后，即使呼吸在紧急状态下受到干扰，也能迅速恢复正常。

换句话说，这样的呼吸会更加有序！

那到底膈式呼吸有什么特别之处呢？

吸气时胸部和腹部隆起，呼气时胸部和腹部自然凹陷。

这就是所谓的"膈式呼吸"，很简单吧。

只要每天多注意一下自己的呼吸，任何人都可以做到膈式呼吸。

而主要由肋间肌参与的胸式呼吸，是我们在紧张和有紧急状况发生时进行的呼吸。

简单理解就是：膈式呼吸主要使用膈肌进行呼吸，胸式呼吸就是使用肋间肌进行呼吸。例如，跑步后或者焦虑时肩部上下移动帮助呼吸，主要使用的就是胸式呼吸。

膈式呼吸

吸—

呼—

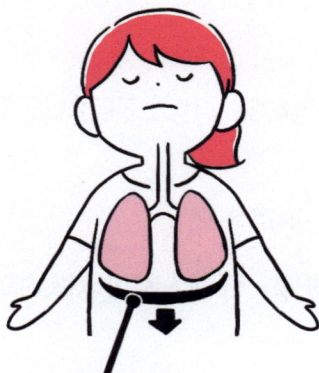

膈肌

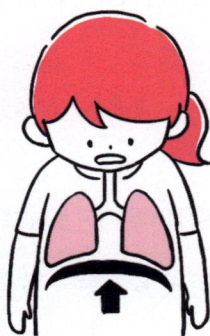

肺部上下运动

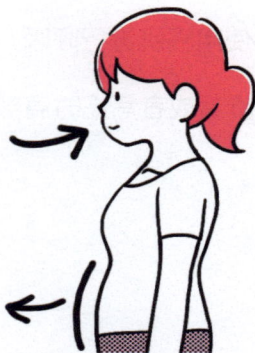

腹腔加压导
致腹部隆起

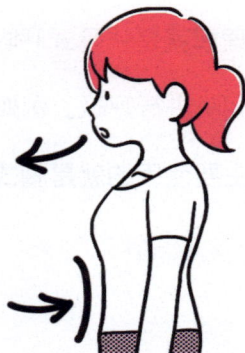

腹腔压力释放
导致腹部凹陷

胸式呼吸

吸—

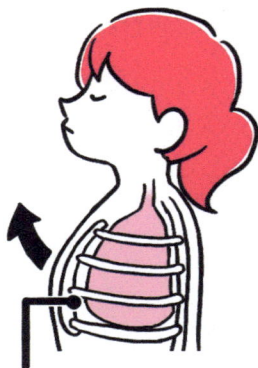

肋间肌

呼—

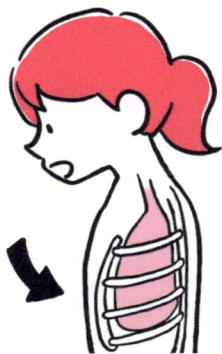

肺部左右运动

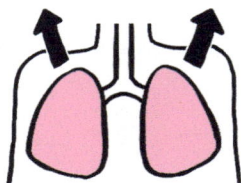

肩部上抬
胸部向上方隆起

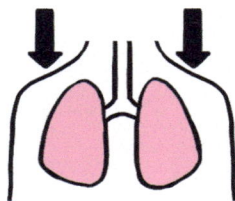

肩部下沉
胸部回到原来位置

胸式呼吸的好处是可以快速吸入氧气，尤其是在运动后感到缺氧时。

我们在日常生活中会分不同情况使用这两种呼吸方式。

这并不意味着哪一种是绝对"好的呼吸"或"坏的呼吸"。

除非我们有意识地改变呼吸方式，否则两种呼吸方式都会被用到。

不过，我推荐"膈式呼吸"是因为，首先正如我之前所说，我们99%的呼吸都是在安静状态下完成的。

其次，

膈肌充分参与呼吸还能使相关的其他呼吸肌得到充分锻炼。

只需进行"膈式呼吸"，就能非常轻松有效地锻炼每天呼吸所涉及的多块呼吸肌。

然后，许多好的改变就此发生……

躯干变得稳定、

姿势得到改善、

不容易疲劳、

调节好自主神经系统，

更能控制自己的情绪，

每天都感到更加快乐！

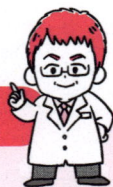

被称赞"最近姿势很不错"

躯干变好了

姿势变好了

身材更紧致了

不憋气了

为什么膈肌很重要？

膈肌是位于胸部和腹部之间的圆顶形肌肉，平均厚度为3~5毫米，加上脂肪和胸膜，厚度可达2厘米。

这块肌肉每天支持超过20 000次的呼吸运动，因此非常有力。

膈肌相当于我们在烤肉时见到的"内横膈膜"（厚的肌肉）或"外横膈膜"（薄的肌肉），与其说是一层膜，不如说是一块坚硬的肌肉。

呼吸时充分使用膈肌，可以稳定躯干和改善姿势。

所有随膈肌运动的呼吸肌也是保持姿势的肌肉，因此，只有用膈肌进行呼吸才能增强这些肌肉的力量。

光是呼吸就足以让身体紧致

尤其是，

- 维持腹压的深部肌肉——腹横肌
- 支撑脊柱的竖脊肌

它们是维持姿势的肌肉，同时也是呼吸肌。

这个部位肌肉功能良好的人通常姿势良好，再加上充分的"科学呼吸"，也不会憋气。

身体的其他肌肉，如腹横肌、多裂肌和盆底肌，都可以通过膈式呼吸得到训练。

尤其是腹横肌，它像束腰一样包裹着腹部，只有通过呼吸才能刺激它。

就像自带的矫正用塑身衣。

当这些肌肉通过每一次呼吸来代谢能量时，松弛的肌肉就会得到锻炼，姿势也会得到改善！

呼吸可以锻炼到的肌肉

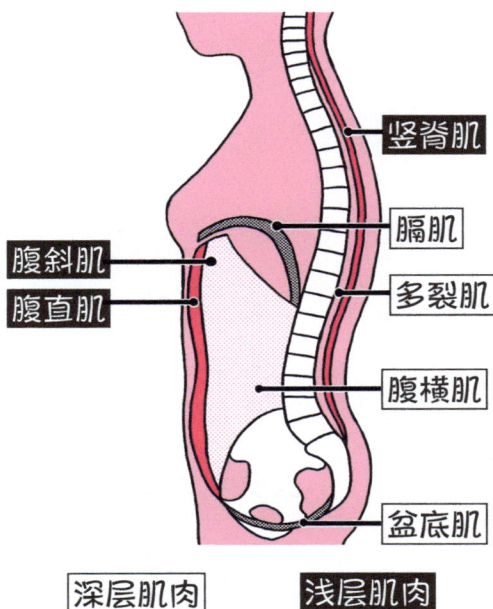

竖脊肌

膈肌

腹斜肌

腹直肌

多裂肌

腹横肌

盆底肌

深层肌肉　　浅层肌肉

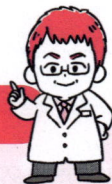

各种问题逐渐得到改善

改善便秘

改善尿失禁

改善肩部僵硬

改善头痛

"科学呼吸" 让身体不再疲劳

在 "科学呼吸" 中，膈肌起主导作用。

与之相对应的是肋间肌。

腹肌、盆底肌和其他呼吸肌则起辅助作用，共同帮助呼吸。

虽然膈肌的力量很大，但是它只是做非常简单的上下运动。

这意味着消耗的氧气更少，从而增加了全身的供氧量。

如果全身有足够的氧气，呼吸频率就可以降低。

因此，身体就不会那么疲劳。

这样就形成了良性循环。

换句话说，

"科学呼吸" 是一种非常经济有效的呼吸方法。

这种呼吸法的主要好处之一是可以增加"腹腔内的压力"。让我们试着用简单的语言解释一下这意味着什么。

吸气时，膈肌向下拉，腹腔内的胃部、肝脏和其他器官受到压力。

与此同时，盆底肌将器官向上推，以产生腹压。这种腹压在排便和分娩时起着重要作用。

当通过呼吸保持适度的腹压时，就能起到改善便秘和降低血压的作用。

保持适度的腹压能稳定躯干，
盆底肌也能很好地发挥作用

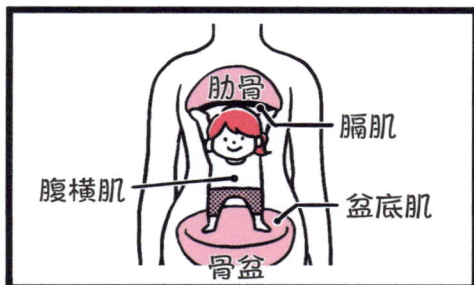

肋骨

膈肌

腹横肌

盆底肌

骨盆

吸气

膈肌向下
挤压内脏

腹压
升高

躯干稳定

腹压
升高

把内脏推回去

骨盆

随着腹压的增加，腹部会
向360度隆起

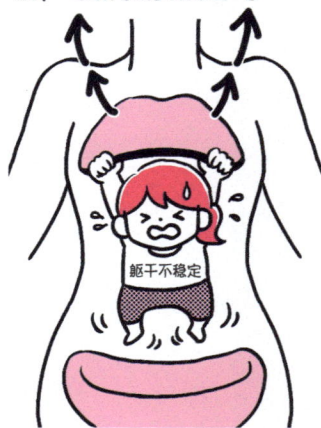

当紧张的姿势和胸式呼
吸，使肩膀抬起时……

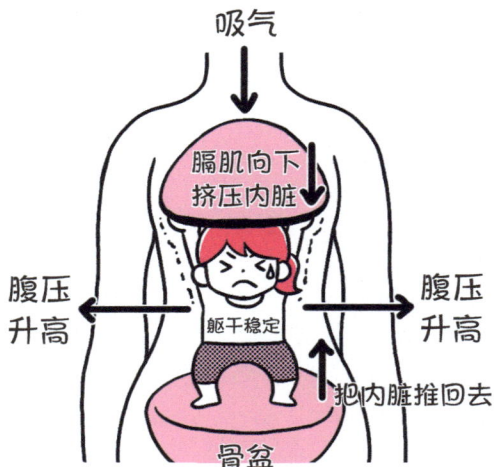

躯干不稳定

盆底肌活动受限，血流量
减少

拉伸盆底肌，增强帮助呼吸和避免尿失禁的肌肉

盆底肌像吊床一样支撑着女性的子宫、阴道、膀胱、尿道和直肠。

如果一个人不擅长使用膈肌进行呼吸，盆底肌就无法运动并会变得紧绷。

盆底肌负责收紧尿道和肛门。因此，如果这块肌肉变得僵硬，就会导致尿失禁。

盆底肌的力量会随着年龄增长、缺乏锻炼和分娩而下降，甚至长时间坐在椅子上驼背也会使盆底肌变得越来越僵硬。

因此，建议尤其是患有尿失禁的人，要注意做拉伸运动来活动盆底肌，并练习"科学呼吸"。

另外，通过练习实现"科学呼吸"的拉伸运动，包括第3章中介绍的盆底肌拉伸运动，身体的许多疾病都会得到很好的改善。

比如患有肩膀僵硬和头痛的人，随着不断拉伸和学习"科学呼吸"，症状自然会有所改善。

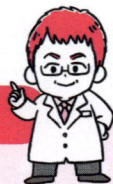

调节自主神经系统，不易怒

心情舒畅

情绪变好

睡得更香

血压下降

自主神经系统的平衡非常重要

膈肌包含许多自主神经。

基本上，自主神经系统不能被随意控制。

它负责呼吸、体温、血压、心率、消化和新陈代谢等，所有这些都在我们不知不觉中持续进行。

然而，**只有通过"呼吸"才能调节自主神经系统。**

自主神经系统的工作有两个方面。

一种是**交感神经系统**，它在白天以及身体和大脑活跃时占主导地位。

另一种是**副交感神经系统**，它在夜间和放松时占主导地位。

当两者达到平衡时，就能保持良好的身心状态。

现代人需要切换到副交感神经系统

然而，在现代社会中，我们身边有许多导致压力的因素。

例如，现在无论男女老少，人手一部智能手机。我们被各种与我们毫不相干的信息"轰炸"着，例如高速公路上发生的事故，或者有名人生病了。

即使是普通的电视观众，也会被焦虑的宣传所"轰炸"，例如服用这些保健品就能消除腿痛和腰痛，或者到什么年龄需要存多少钱才能退休。

不想要的信息从各个方向追随着我们，我们被迫要不断了解新的信息……

这种紧张状态已经成为我们日常生活的一部分。

换句话说，

交感神经系统一直处于开启状态。

压力让我们一直处于兴奋状态，从而导致睡眠质量低下和长期生病。

因此，

现在，我们需要知道如何放松自己，如何成功地从交感神经系统占主导地位切换到副交感神经系统占主导地位。

然而，**平衡自主神经系统的唯一方法就是"呼吸"。**

积极运动膈肌可以刺激自主神经，使副交感神经系统占主导地位，从而使身心处于稳定状态。

正如"放松肩膀"和"收腹"这两个词所暗示的那样，为了从紧张或兴奋的情绪中冷静下来，用膈肌来做"科学呼吸"非常重要。

自主神经系统的活动

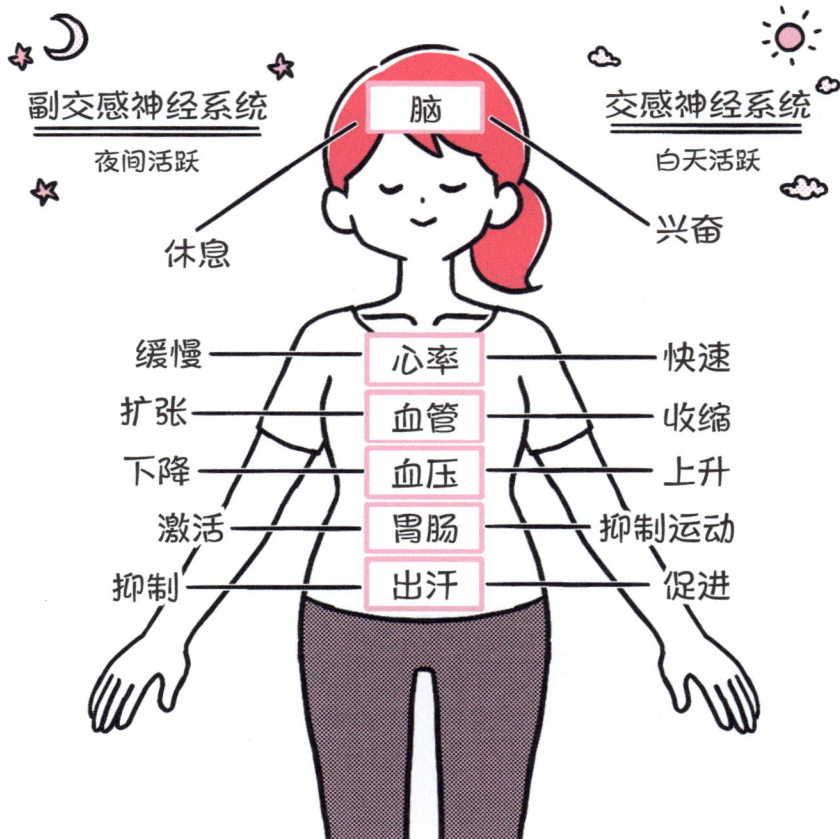

副交感神经系统
夜间活跃

脑

交感神经系统
白天活跃

休息

兴奋

缓慢	心率	快速
扩张	血管	收缩
下降	血压	上升
激活	胃肠	抑制运动
抑制	出汗	促进

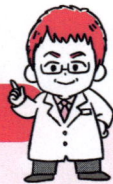

"情绪"也可以通过呼吸来控制

心情放松

幸福的
瞬间增加

视野开阔

愤怒很快消失

对人温柔

只需改变呼吸方式
"幸福激素"就会逐渐增加

缓慢深长的呼吸能增强副交感神经系统。换句话说，它能创造一种放松、平静的状态。

但并不止于此。深而缓慢的呼吸——换句话说，

"科学呼吸"，

能促进血清素和其他大脑激素的分泌。

血清素能"治愈"你。

我们在序言中已经略微谈到了"幸福激素"的话题。

当你稍感轻松时，大脑中就会分泌血清素和其他激素。

换句话说，如果能释放出越来越多的"幸福激素"，你的生活就会充满越来越多的幸福感！

要做到这一点，最好的方法就是—— 进行"科学呼吸"。

通过规律的呼吸让身心放松的机制是什么

例如，在高尔夫球场上打第一杆时，你会非常紧张。

"想打出一个好球"，感觉同伴们的目光都集中在自己身上。

手心冒汗，双腿发抖，脑袋一片空白。

此时，交感神经系统占主导地位。

多巴胺和去甲肾上腺素等激素在肆意分泌，而这些激素正是激起攻击性情绪的罪魁祸首。为了抑制这种情况，必须刺激大脑分泌血清素。

这是因为，通过控制激素的过度分泌，我们可以调节自主神经的平衡。这是为了恢复精神稳定。

据说30分钟的日照和有节奏的体育活动就可以增加血清素的分泌。

"有规律的呼吸"也是保持"稳定节奏"的理想条件。

事实上，在我担任场馆医务工作的2020年东京奥运会和残奥会上，就经常看到运动员在赛前慢慢呼气。

根据比赛的性质，他们会通过缓慢的呼吸练习让自己从赛前的过度紧张状态恢复到适度的紧张状态，更不用说在比赛中了，这样可以刺激血清素的分泌。

让我们用呼吸来控制"愤怒"

年纪越来越大，脾气也越来越暴躁……

你有过这种感觉吗？

毕竟，随着年龄的增长，体力也在下降，可能无法像以前那样理所当然地做事情了。

感到无法忍受，或因一点儿小事而恼怒也是很自然的事。

愤怒的感觉也取决于激素。

当我们感到非常愤怒时，大脑会分泌大量激素，如肾上腺素和去甲肾上腺素。

特别是去甲肾上腺素，它也被称为"愤怒激素"。

当我们愤怒时，它会过度分泌，甚至会使血压升高。

这时候要进行"科学呼吸"。

吸气，屏住呼吸一小会儿，

然后慢慢地呼气。

重复多次。

这种呼吸会刺激大脑释放"幸福激素"。

生气时，自主神经系统受到去甲肾上腺素的影响，交感神经系统更加活跃。这是一种紧张状态。

此时，反复进行深长而缓慢的"科学呼吸"会增加血清素的分泌。这时就会切换到副交感神经系统，我们会逐渐感到平静，愤怒自然也就消失了。

事实上，如果是以前，遇到排长队等电梯的情况，我会心想"啧啧"，但现在学会了"科学呼吸"法，我甚至可以像个绅士一样说"你先请"。

即使感到烦躁，通过进行"科学呼吸"我的心也会平静下来，周围的事物也会变得清晰可见。

就像这样，呼吸与激素密切相关。

因此，呼吸与我们的情绪也有着深刻的联系。

对情绪的控制取决于对呼吸的控制。

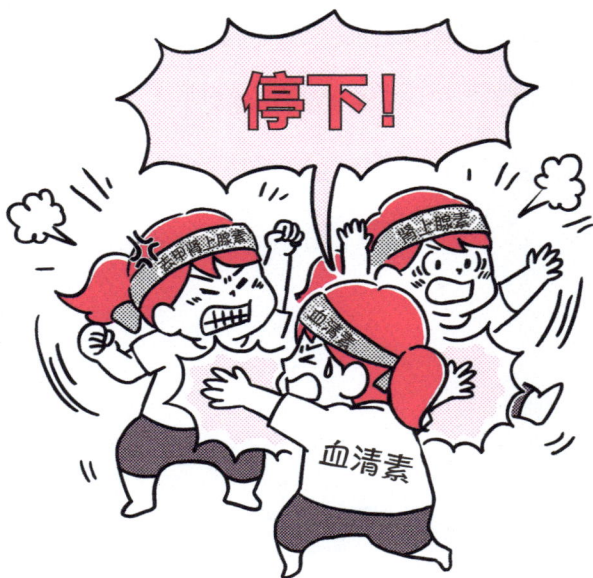

充分利用业余时间，让"科学呼吸"成为一种习惯

深而慢地呼吸，即进行所谓的"科学呼吸"。

"如果有效的话我一定做！"

你不必对此充满热情。如果它成为你必须做的事情，就会给你带来压力。

理想的做法是让它成为一种习惯。

本来呼吸就是在不知不觉中进行的，因此最好是——在不知不觉中将平时的呼吸变成"科学呼吸"。

如果在日常生活中寻找它，你会发现很多可以呼吸的空闲时间。

如果利用好这段时间，反复进行"科学呼吸"，自然就能增强呼吸肌的力量。

当然，一开始要尝试有意识地进行呼吸。

等电梯时，等红绿灯时。

有意识地进行"科学呼吸"。

现在，已经得到充分运用的呼吸肌将帮助你进行缓慢的深呼吸。膈肌、肋间肌和盆底肌将学会如何正确运动，完成"科学呼吸"。

当你达到这一点时，就万事俱备了！

在第3章中，我们还将介绍呼吸肌的拉伸动作，让你更快地学会"科学呼吸"。

专栏 ②

有望缓解尿失禁
——锻炼盆底肌，帮助呼吸

随着年龄的增长，尿失禁是很多人都会遇到的问题。

"不不不，还没到那个年纪呢……"

一不小心，有一天就会被突然发生的尿失禁吓一跳，这种情况经常出现。

不管你是什么年龄，建议男女老少都要加强盆底肌的锻炼，尤其是40岁以后，这是一种预防尿失禁的措施。

第76~79页介绍了这方面的拉伸运动，请你一定要学习一下。

不过，女性可能会觉得采取使用尿垫等措施不那么困难，因为她们多年来一直在处理月经问题。

有抵触情绪的，更有可能是那些不习惯采取这种措施的男性。

当然，男性也有尿失禁的问题。

由于男性的尿道比女性的长，他们可能会在感觉要尿失禁时立即刹车，但并非每次都能做到。

一定要锻炼盆底肌，以便在紧急情况下做好准备。

事实上，我最近注意到一件事。

小便时，你是站着还是坐着？

对于男性来说，这可能是一个有争议的话题，但我属于"坐着派"。

但是，最近四五年来，我觉得如果我坐下来尿完后，会剩下一点点尿液。

　　证据是，当我结束一天的工作站起来时，有时会发现尿液还会出来一点点。

　　肯定人体在站立时会比坐着时更容易产生尿液。
或许女性也是如此？

　　——我是这么想的，但实际是怎样的呢？
如果真是这样，为了干净如厕，还是坐着更好吧？

第 **3** 章

实现"科学呼吸"
的拉伸方法

开始练习帮助你更好实现 "科学呼吸" 的拉伸

终于到了练习"科学呼吸"的时候了!

你每天要呼吸20 000多次,最多将近30 000次。

如果我们能把这些都改成正确的呼吸,那将会有多么大的改变!我接下来要向大家介绍的呼吸和身体锻炼方法,都是对我的患者、我周围的人,尤其是对我自己确实有效的方法。如果做得正确,它们就会起作用!

首先,从你认为"这个我能做!"的动作开始。

让拉伸更有效的三个要点

要点 ❶

"科学呼吸"是健康身体的根本。

请在日常生活中牢记

"深而慢地呼吸"。

要点 ❷

首先，持续做

"感觉不错"的伸展运动。

如果感到肩膀或背部疼痛，请不要勉强。

要点 ❸

拉伸运动应以"1分钟"为限。

利用空闲时间，

尽量多做。

基本的站姿

不变形的身体对于顺畅的"科学呼吸"非常重要！首先，掌握基本的拉伸技巧"站立姿势"。

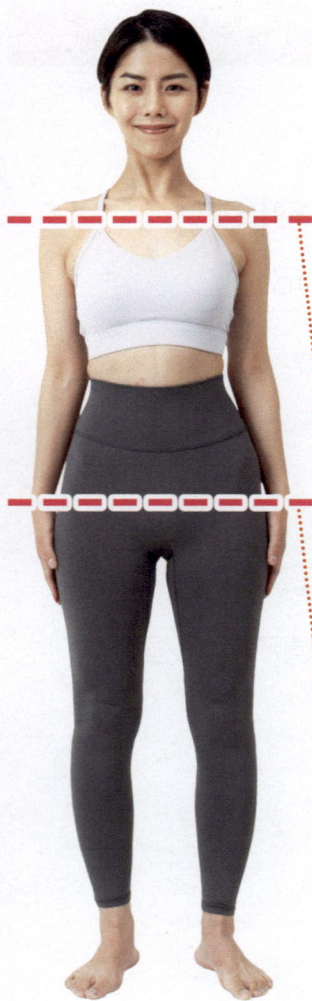

1 双脚分开，与肩同宽，双臂自然垂于身体两侧。

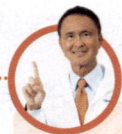

检查！
是否有一侧肩膀下降了？

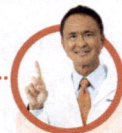

检查！
体重是否偏向于一侧腿？

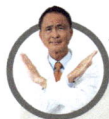
不行！

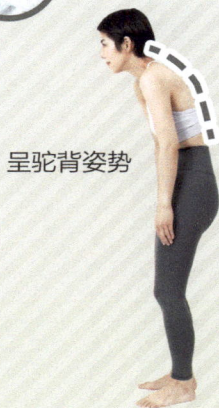

呈驼背姿势

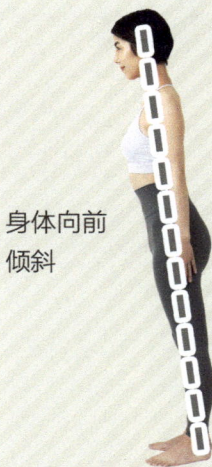

身体向前
倾斜

2

站立时，耳朵→肩膀→膝盖→脚踝的连线与地面呈90度。

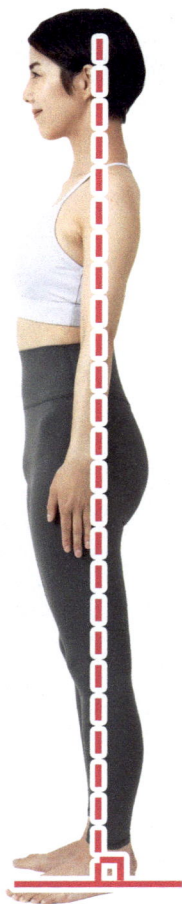

拉伸准备动作 ②
基本的坐姿

事实上，正是日常随意的坐姿，让你的年龄暴露无遗。坐姿歪斜还会导致呼吸变浅。保持正确的坐姿也是长寿的秘诀！

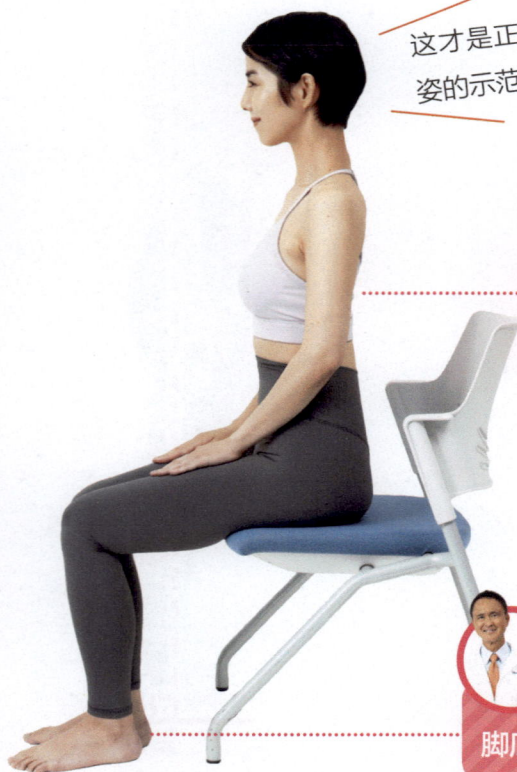

这才是正确坐姿的示范！

重点！

坐得浅一些
远离靠背

重点！

脚底要贴在地板上

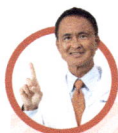

一定要检查重心

一只手放在胸部，
另一只手放在腹部。
如果两只手在同一条
垂直线上就没有问题！

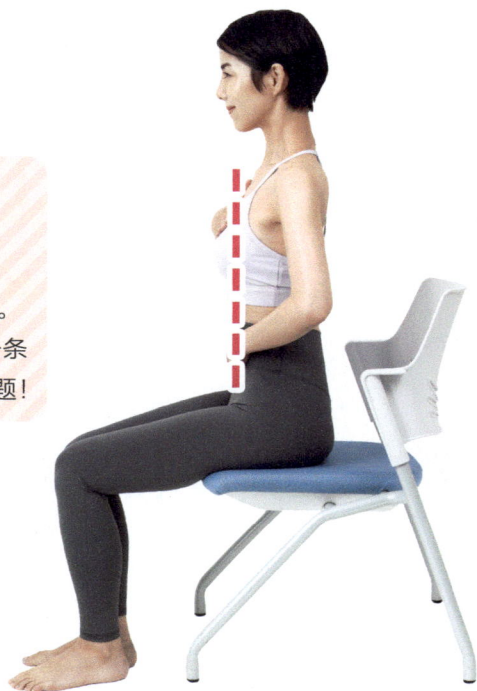

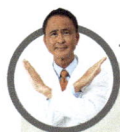

不行！

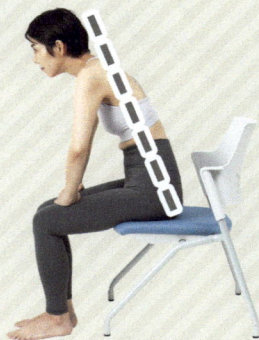

身体向前倾斜

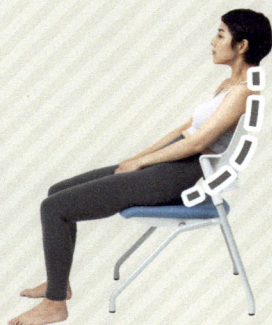

背部是弯曲的

基本的呼吸方法1

——运动膈肌，提高呼吸能力

要想长寿幸福，首先要掌握的就是这种呼吸技巧。它虽然简单，却能自然地移动膈肌，极大地改善肺功能和呼吸能力！

1 保持基本的坐姿放松。

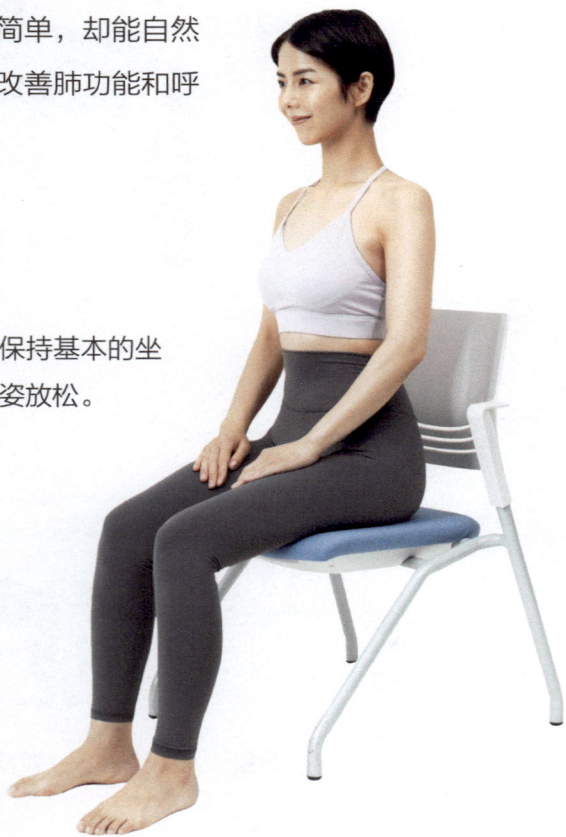

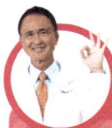

充分呼气

把气呼干净，空气会自然进入体内。

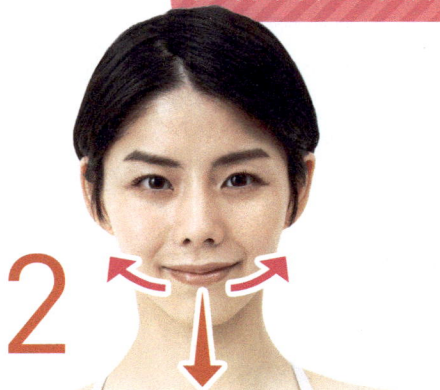

2

用嘴呼气10~15秒

嘴稍稍侧开，嘴唇微微地张开，慢慢呼气。从完全呼出开始继续呼气。

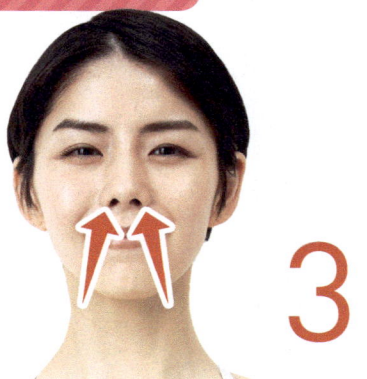

3

用鼻子吸气5秒

完全呼气后，慢慢吸入自然流入的空气。

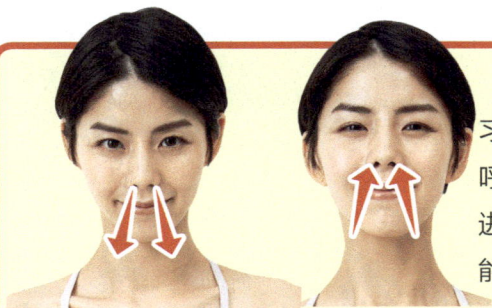

应用篇

反复做1分钟

习惯后试着用鼻子呼气。你的膈肌会进一步移动，呼吸能力也会提高！

基本的呼吸方法2

——向身体各部位运输氧气！正确地深呼吸

这种深沉的呼吸比基本的呼吸方法1（第66页）稍难一些。这是对正常呼吸的一个很好的补充，可以在等红绿灯时、等火车时、在收银台前等待结账时和其他等待的时候尝试一下！收紧腹部，还有使身体紧致的效果，并会出现"马甲线"！

1 保持基本的站姿，放松。

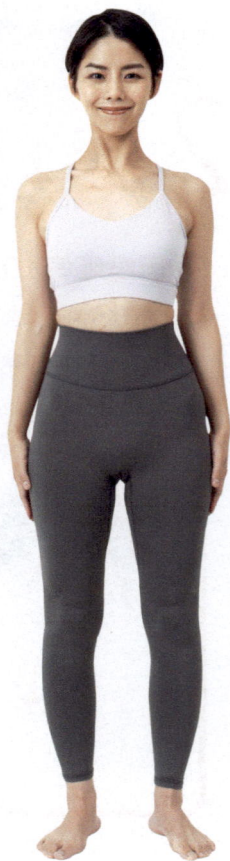

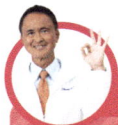

重点！

先吸气1秒

突然呼气比较困难。轻轻吸气蓄势，然后呼气。

2

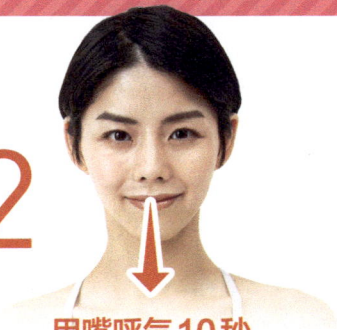

用嘴呼气10秒

用嘴"嘘——"呼气。

3

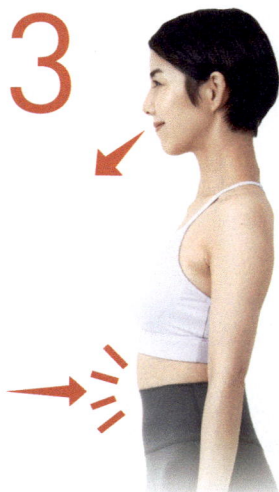

收紧腹部5秒

呼气时"噗"地一下子呼干净，然后收紧腹部5秒。

应用篇

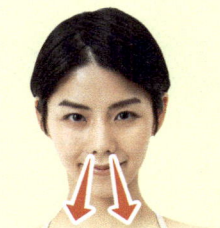

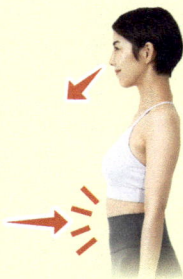

从鼻子呼气5秒

收紧腹部5秒

等你习惯了用鼻子呼气。用鼻子"嗯"地呼气5秒。"噗"地一下子呼干净，收紧腹部5秒。

拉伸动作 ①
腋下放松拉伸
——充分拉伸肋间肌

一旦掌握了正确的呼吸技巧，接下来，让我们放松呼吸时使用的肌肉。如果能够通过拉伸来放松因衰老或缺乏锻炼而变得僵硬的肌肉，就能更轻松、更有效地进行"科学呼吸"。

1 采用基本的坐姿，左手侧举，将左手掌放在后脑勺上，右手叉腰。

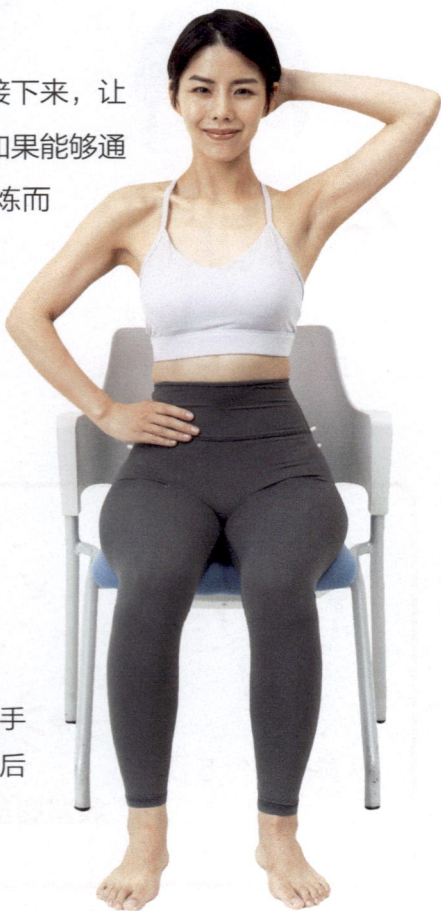

抬起左侧肘关节。慢慢呼气，伸展左侧身体，上半身向右倾斜。
屏住呼吸片刻，然后慢慢回到初始位置。
用同样的方法拉伸右侧。

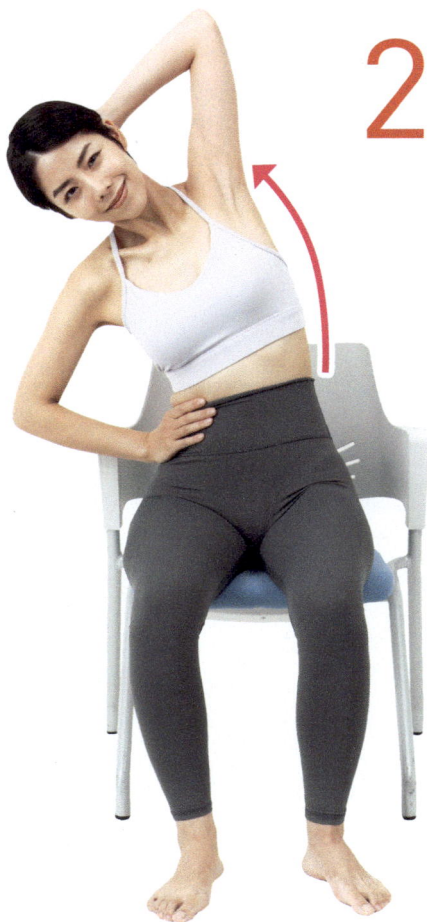

2

拉伸动作②

肩部放松拉伸

——放松肩胛骨周围区域

肩胛骨的柔软度对于"科学呼吸"非常重要！如果能不勉强、心情舒畅地放松肌肉，效果会更好。

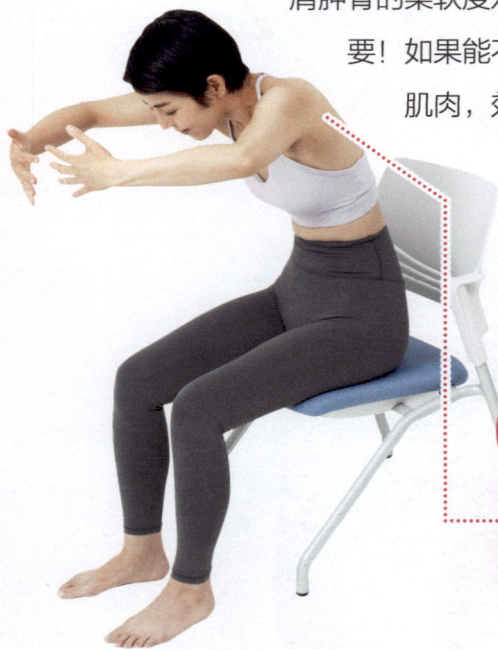

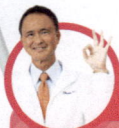

重点！

注意肩胛骨打开的感觉！

1 以基本的坐姿坐在椅子上，呼气的同时弯曲背部，双臂像环抱一棵粗的大树一样围成一个圈。5秒后，恢复到初始姿势。

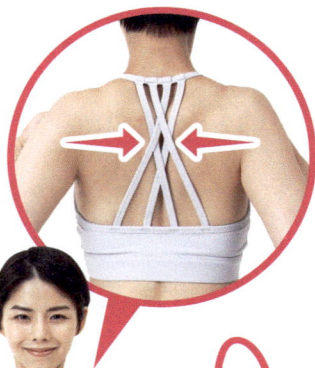

注意将肩胛骨并
拢，肘部要大幅
度转动！

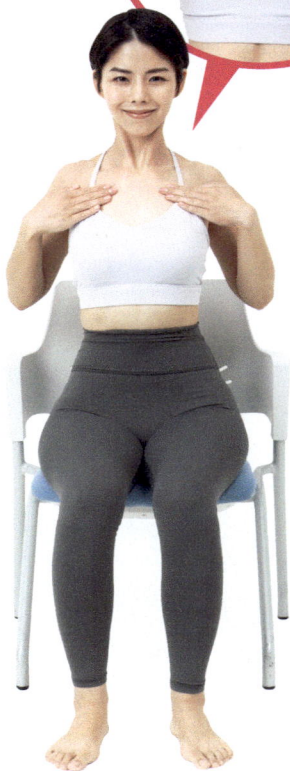

2

将双手放在锁骨上。

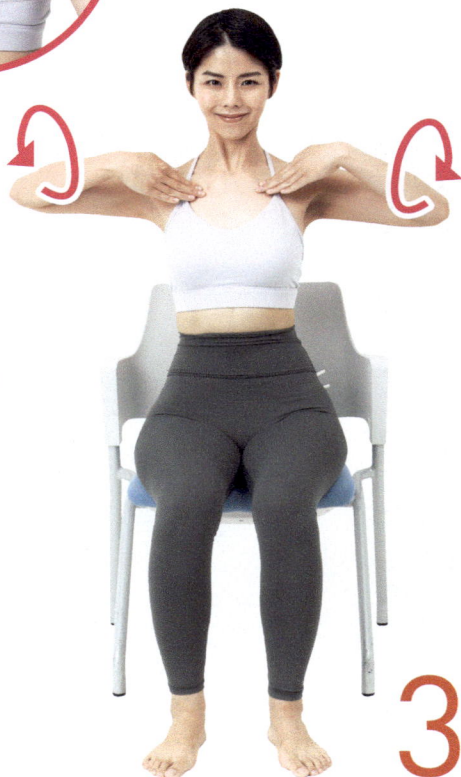

3

保持双手的位置不变，缓慢而
大幅度地转动双肘。同样，也
要向反方向转动。

扩胸拉伸

——躺下时放松拉伸胸肌

胸肌有助于肋骨的扩张和收缩。为了帮助你长时间顺畅、舒适地呼吸，让我们通过一种放松的拉伸运动来增强你的胸肌，可以在躺下时进行这种运动。

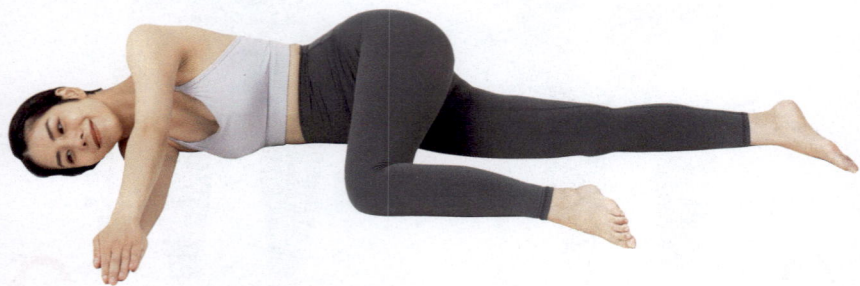

1 侧卧，伸展双臂，手掌合十。伸直下方的腿，弯曲上方的腿，呈L形。

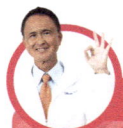

脸和手一起动

2 将一只手向另一侧打开
180度。
将脸转向打开手的方向。

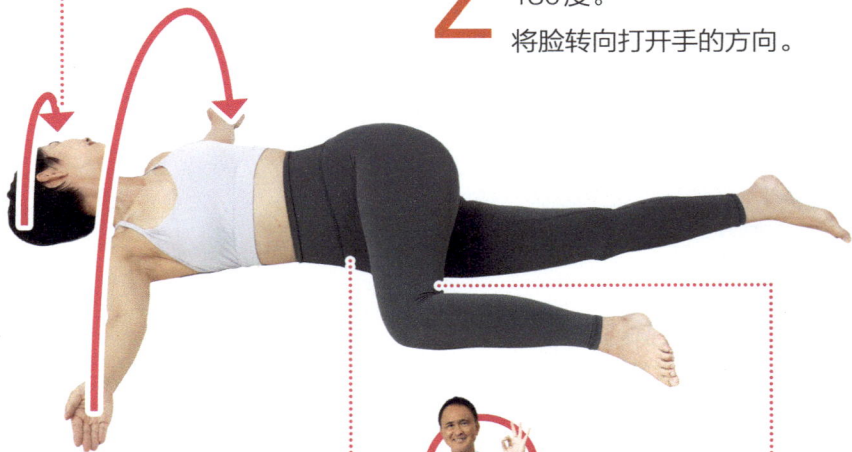

3 将步骤2重复10次后，
换另一侧重复。

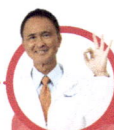

尽量不让臀部向上翘

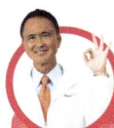

感到疼痛时，试着在双腿间放
一条卷好的浴巾

盆底肌拉伸 1

——锻炼盆底肌，让呼吸更顺畅

如果姿势不良，盆底肌往往会变硬。如果它们能够正常工作，不仅能够使呼吸更顺畅，还能防止尿失禁，一举两得！

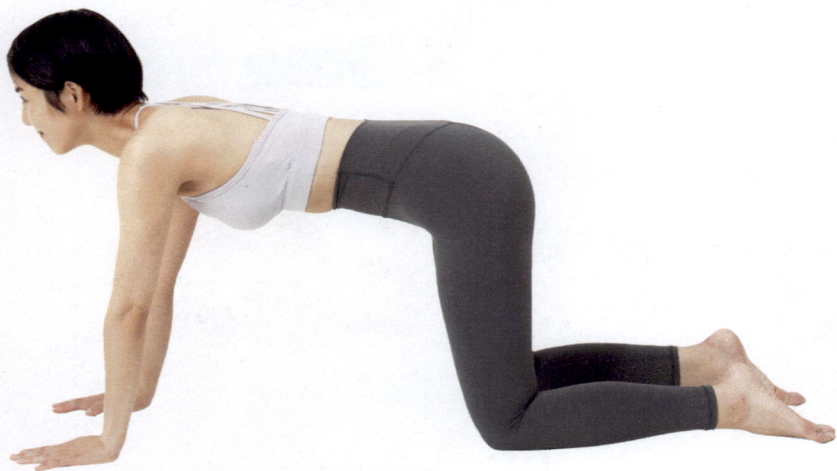

1 双手和双脚分开，与肩同宽，跪在地面上。

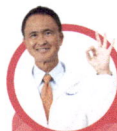

重点!

确认肛门是否自然紧闭

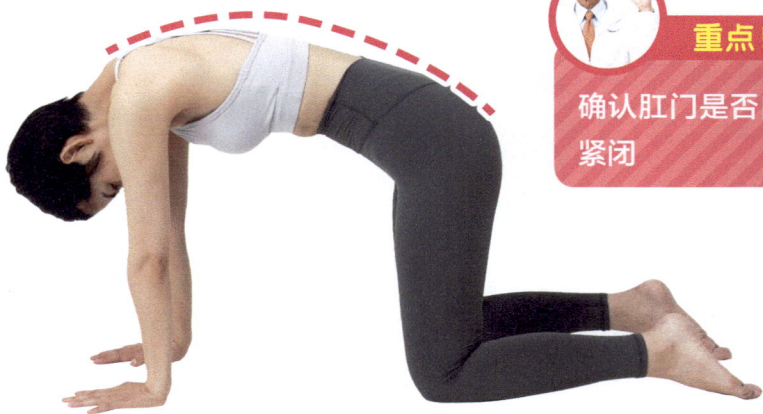

2 吸气时，背部要弯曲。

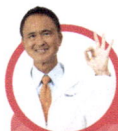

重点!

臀部向后顶出去，放松肛门

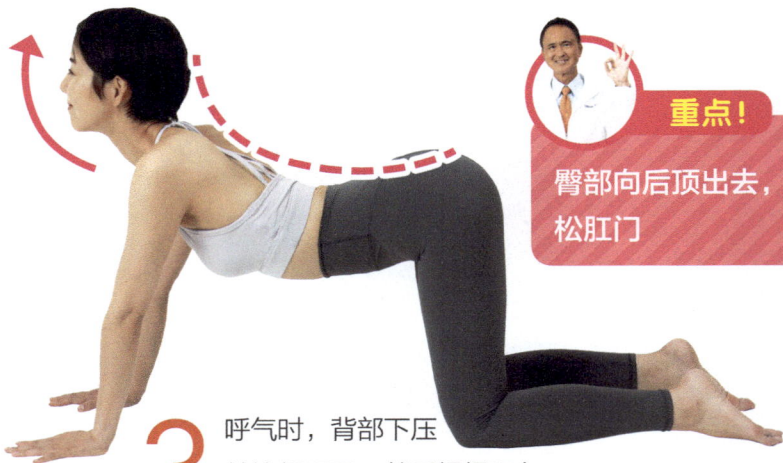

3 呼气时，背部下压并抬起下巴。然后慢慢吸气，恢复到初始姿势。

拉伸动作 **⑤**

盆底肌拉伸 **2**

——多锻炼盆底肌，避免尿失禁

盆底肌支撑着膀胱和直肠。让我们通过拉伸来改善尿道和肛门的收紧功能，拉伸时要注意腹部的肌肉。

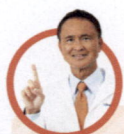

检查！

膝关节屈曲90度

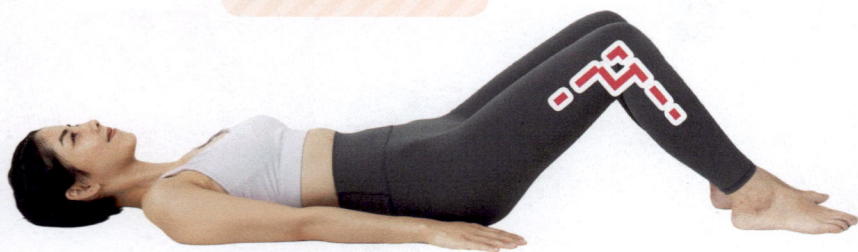

1 仰卧。

2 呼气时，提臀并收紧
肛门。

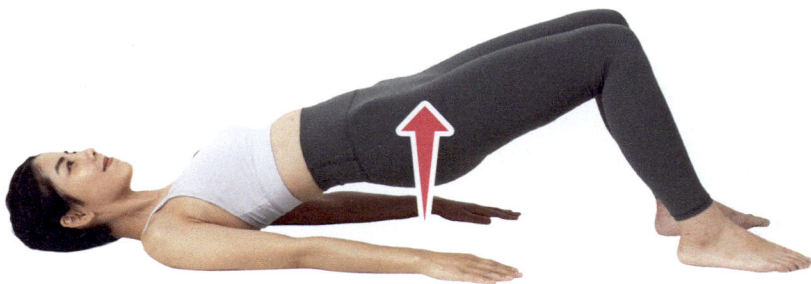

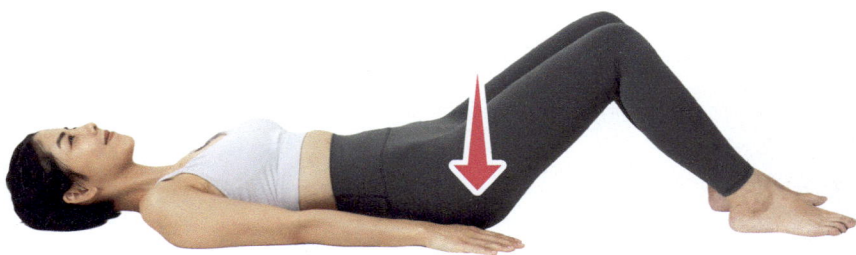

3 吸气时，降低臀部，当臀
部着地时，放松肛门。
臀部着地时，放松腹部肌
肉，再次吸气。

呼吸最重要的是"呼气"
——呼吸的控制在于保持体内二氧化碳含量

"科学呼吸"的关键在于彻底呼气。

你需要强迫自己完全呼气，而不是正常呼吸。

这会有些痛苦，但通过让身体承受这种负荷，可以将二氧化碳储存在体内。

你可能想知道为什么需要储存二氧化碳？

我们呼吸的氧气通过红细胞中的血红蛋白输送到全身的细胞。

然而，当它到达每个细胞时，需要一定量的二氧化碳来分离血红蛋白和氧气。

而保持体内二氧化碳含量合适的最佳方式就是彻底呼气。

换句话说，无法深呼吸、因为氧气不足而喘不过气的人，他们不善于利用二氧化碳。

我们都知道，脉搏血氧仪能够测量血氧饱和度。然而，我们很难知道如何解读它的读数。如果读数是100%，则合格；如果读数是95%或以下，则不合格。但其实解读脉搏血氧仪的读数并不是像这样简单。

基本上，无论你是年轻人还是老年人，正常血氧饱和度的数值都会在98%左右。

此外，如果在轻微运动后血氧饱和度的数值降到95%或更低，有些人可能会觉得很痛苦。如果身体健康，即使是老年人，血氧饱和度的数值也会在15~20秒内恢复正常。血氧饱和度的数值下降会让你的心脏跳得更快一些，但没什么可担心的。

然而，如果一个人的肺部因吸烟或其他原因出现炎症，导致呼吸困难，那么可能需要一两分钟才能消除窒息感。

如果呼吸困难持续这么长时间，人自然会变得不耐烦。反过来，如果呼吸困难持续这么长时间，即使你没有意识到，也应该考虑肺部或身体出现了某种问题。

一方面，有"科学呼吸"习惯的人，即使再稍微活动一下，变得轻微缺氧后血氧饱和度下降到95％，也不会喘粗气。

因为身体如果已经学会了如何有效利用二氧化碳，就不会感到任何痛苦。

另一方面，如果呼吸急促的人血氧饱和度下降到95%，脉搏就会显著增加。

因为如果心脏不增加心率，不泵出大量血液来供应氧气，那么血氧饱和度连95%都维持不了。

自然就会感到呼吸急促。

因此，如果养成了"科学呼吸"的缓慢呼气习惯，你的身体就能高效、熟练地利用氧气和二氧化碳。

在呼吸或拉伸时，一定要意识到"完全呼气"的重要性。

即使到了100岁，也要保持愉快和活力！

既然要活着，那就快乐地活着

你觉得"科学呼吸"怎么样？

正如我多次说过的那样，可以在短时间内完成"科学呼吸"，甚至可以在做其他事情的间隙完成"科学呼吸"。

关于其效果，

我（奥仲哲弥）是一名呼吸科专家，从业30多年，我可以自信地推荐它。

请把它融入你的生活，

- **无论年龄多大，都不会感到憋气！**
- **释放出大量的"幸福激素"！**
- **充满活力！等等。**

——希望你能继续享受充实而幸福的生活。

最后，我要感谢本书的读者。

"科学呼吸"才是

"幸福健康生活"的关键！

衷心祝愿你的人生越来越灿烂！

2023年10月

胸外科医生、医学博士

山王医院呼吸器官中心主任

奥仲哲弥

作者介绍

奥仲哲弥（okunaka tetsuya）

胸外科医生、医学博士；

山王医院呼吸器官中心主任；

国际医疗福祉大学医学部胸外科教授；

日本呼吸学会呼吸科专科医师；

日本呼吸内镜学会专科医师、指导医师；

日本胸外科协会胸外科专科医师、指导医师。

1958年，奥仲哲弥出生于埼玉县；

毕业于埼玉县立浦和高中、东京医科大学，并在该校研究生院完成学业；

曾在美国俄亥俄州凯斯西储大学和英国伦敦大学医学院学习；

历任日本国立医疗激光研究所研究员，东京医科大学外科讲师，山王医院副院长；

曾出演众多电视节目。

他因以通俗易懂的方式讲解专业知识而广受好评。

奥仲哲弥著有多本著作。